# Comment vaincre sa timidité ?

**par Ely D. Rice**



50MINUTES.fr

# COMMENT VAINCRE SA TIMIDITÉ ?

- **Problématique ?** Vous avez du mal à prendre la parole en public ? Vous bafouillez ou vous rougissez dès que vous devez exprimer votre opinion dans une conversation ? La timidité est souvent perçue comme un petit défaut sans importance et sans impact sur la vie quotidienne. Pourtant, elle peut rapidement devenir handicapante dans les relations avec autrui.
- **Objectifs ?** Comprendre d'où vient sa timidité et parvenir à l'apprivoiser.
- **FAQ ?**
  - Je suis timide depuis l'enfance. Dois-je me faire une raison et apprendre à vivre avec ?
  - Le théâtre est souvent préconisé pour combattre la timidité. Est-ce efficace ?
  - Les timides sont-ils tous des introvertis ?
  - La timidité peut-elle être un atout dans la vie professionnelle ?
  - J'évite toute activité sociale, car rencontrer de nouvelles personnes et parler en public me terrifie. Suis-je simplement timide ou est-ce plus profond ?

« Je suis extrêmement timide. Lorsque je me trouve dans un groupe avec des gens que je ne connais pas très bien, je reste en retrait et je prie pour que personne ne me pose de questions ou n'engage la conversation. Quand cela se produit, et que je sens tous les regards se tourner vers moi pour m'écouter, je baisse les yeux en rougissant et je bafouille rapidement une brève réponse en espérant que ça n'ira pas plus loin. » (Jennifer, 30 ans)

Loin d'être une maladie grave, la timidité est cependant souvent perçue, dans notre société moderne et particulièrement dans le monde du travail, comme un vilain défaut qui peut se révéler handicapant. En effet, l'employé modèle doit être sociable, aimer le travail en équipe, prendre des initiatives et être capable de s'affirmer et d'exposer son avis. Et il en va de même dans la sphère privée où mes soirées passées entre amis sont souvent l'occasion de rencontrer de nouvelles personnes. Pour autant, la sociabilité n'est pas innée pour tout le monde. Pour certains, la simple idée de participer à une conversation entraîne des sueurs froides, des tremblements, des palpitations et de nombreux autres symptômes désagréables. Tétanisées en société et effacées au quotidien, les personnes timides ne parviennent pas à surmonter les doutes qui les tenaillent et ont l'impression d'être jugées négativement dès qu'elles expriment leur opinion ou exposent une idée. Si la timidité est handicapante dans la vie de tous les jours, une forme pathologique bien plus sérieuse – la phobie sociale – peut apparaître si elle n'est pas prise en charge, individuellement ou professionnellement. Mais d'où vient la timidité ? Et pourquoi n'affecte-t-elle qu'une partie de la population ? Quel est le secret de ces personnes débordantes de confiance à qui tout semble sourire ? Comment faire pour, sinon la vaincre, du moins apprivoiser notre anxiété sociale pour qu'elle ne règne plus en maître sur notre existence et notre relation avec les autres ?

En 50 minutes, percez à jour les secrets de votre timidité : ses origines, son intensité et, surtout, les moyens de la contrer, grâce à des conseils ciblés et à des outils efficaces à mettre en pratique au quotidien.

# QU'EST-CE QUE LE MÉCANISME PSYCHIQUE DE LA TIMIDITÉ

## LA TIMIDITÉ : DÉFAUT OU PATHOLOGIE ?

### Un défaut qui apparaît à n'importe quel âge

> « Dans la vie, rien n'est à craindre, tout est à comprendre. » (Marie Curie, scientifique lauréate des prix Nobel de physique et de chimie, 1867-1934)

Si le Larousse définit la timidité comme « un manque d'assurance, de hardiesse dans ses rapports avec autrui », Christophe André, un psychiatre français, en livre une définition plus précise. Pour lui, ce mécanisme psychique se manifeste chez l'individu lorsqu'il se retrouve confronté à des situations sociales anxiogènes. Malgré un souhait évident de nouer des contacts et d'interagir avec son entourage, il développe des attitudes d'évitement et de repli afin de contourner le malaise et la gêne ressentis.

La timidité est un problème universel qui peut toucher n'importe qui, sans distinction de genre, de nationalité ou de statut social. Certaines grandes personnalités étaient d'ailleurs réputées être d'une grande timidité, parfois maladive. Selon une étude réalisée par le psychologue américain Philip Zimbardo à l'université de Stanford, près d'une personne sur deux se déclare timide au quotidien ; des résultats confirmés par d'autres études réalisées de par le monde.

La timidité peut survenir à n'importe quel âge et fait même partie du développement normal de chaque individu. Ainsi, le psychologue américain René Spitz a mis en évidence dans les années soixante un phénomène particulier auquel il a donné le nom d'« angoisse du huitième mois », et qui se manifeste chez le nourrisson par une peur de l'étranger et un refus de quitter les bras de sa figure d'attachement, généralement la maman. La plupart des jeunes enfants entre deux et trois ans passent aussi par une phase de timidité envers les étrangers, qui dure plus ou moins longtemps selon les personnalités. Les adolescents ne sont pas en reste. En effet, d'après une étude réalisée sur un échantillon d'environ 10 000 sujets américains âgés de 13 à 18 ans, environ un jeune sur deux se déclare timide, et près de 12 % d'entre eux montreraient les signes d'une phobie sociale (BURSTEIN (Marcy), AMELI-GRILLON (Leila) et MERIKANGAS (Kathleen R.), « Shyness Versus Social Phobia in US Youth », in *Pediatrics*, octobre 2011). Cette crainte de l'étranger se dissipe généralement à l'âge adulte, bien que cela ne soit pas toujours le cas. En outre, il est intéressant de préciser que des adultes n'ayant pourtant jamais souffert de timidité durant leur jeunesse peuvent être touchés par l'anxiété sociale.

> « Quand j'étais enfant, je parlais à tout le monde, je n'avais pas peur d'interagir avec des étrangers. C'est à l'adolescence que ça a changé. Certains élèves ont commencé à me rejeter et à se moquer, sans raison valable, parce qu'ils n'aimaient pas ma façon de m'habiller ou de parler. Je devais avoir 13 ans. C'est à ce moment-là que j'ai commencé à me renfermer sur moi-même. » (Sabine, 25 ans)

## Une question de situation ?

La timidité est plus facile à reconnaître via les symptômes qui la caractérisent que par les situations qui la déclenchent. Toutefois, elle possède la particularité d'être toujours liée au caractère de sociabilité. En effet, la timidité n'existe qu'en référence aux autres.

S'il est donc difficile de fournir une liste concrète des situations anxiogènes générant un stress important et favorisant la timidité chez l'individu, il est néanmoins possible de dégager des circonstances sociales générales qui déclenchent ce fameux sentiment d'inconfort et de malaise dont souffrent les personnes timides. Dans la majorité des cas, cet embarras se manifeste lorsque nous devenons le centre d'attention et que les regards sont braqués sur nous, car le retrait et le repli sur soi ne sont plus possibles, et le jugement, qu'il soit positif ou négatif, devient inévitable. Passer de la transparence aux feux de la rampe est une source d'anxiété considérable pour les personnes timides. Parmi les situations anxiogènes fréquentes et auxquelles nul ne peut échapper, citons :

- la présentation orale devant un groupe de personnes (classe, collègues de travail, auditoire, etc.) ;
- l'examen oral ou un entretien d'embauche ;
- une conversation avec une personne sexuellement attirante ;
- une discussion avec une personne que l'on admire ;
- la rencontre de nouvelles personnes ;
- etc.

**Des symptômes très variés**

L'anxiété sociale étant à la fois trop répandue et trop variée, il est difficile d'énumérer de façon exhaustive les symptômes de ce trouble. Toutefois, il est possible de distinguer trois types de symptôme :

- **les symptômes physiologiques** qui comprennent tous les signes de stress exprimés par le corps, qu'ils soient visibles ou non aux yeux des autres. On notera ainsi chez le timide en situation anxiogène des signes de malaise physique évident tels que des rougeurs, la bouche sèche, les mains moites, des tremblements, une transpiration excessive, une tension dans certaines parties du corps comme la nuque, etc. Ceux-ci peuvent s'intensifier et s'apparenter aux symptômes d'une crise de panique, à savoir palpitations cardiaques, difficultés respiratoires, vertiges, nausées ou encore bourdonnements dans les oreilles ;
- **les symptômes comportementaux** qui consistent d'une part en des comportements d'inhibition mis en place pour éviter une situation angoissante (passivité lors des conversations, attitude d'évitement, efforts pour passer inaperçu, retrait volontaire dans un groupe), d'autre part en des attitudes incontrôlables qui apparaissent en réponse à un puissant sentiment de stress (altération de la vitesse du discours, bafouillages et bégaiements, maladresse, tics incontrôlables, etc.) ;
- **les symptômes psychologiques** qui se divisent en deux catégories, les cognitifs et les affectifs. Les symptômes cognitifs se traduisent par une façon de penser négative et autodestructrice (peur du jugement, perfectionnisme poussé à l'extrême, sentiment de ne pas être capable de réfléchir, tendance à imaginer les pires scénarios pour une situation donnée ou ressasser une impression négative, etc.). Les symptômes affectifs concernent,

quant à eux, les émotions de la personne et sont caractérisés par une faible estime de soi, une dévalorisation constante, un sentiment de honte, d'embarras, d'infériorité, de tristesse ou encore de désespoir.



## <u>Test : Êtes-vous nerveux en société ?</u>

En se basant sur ces différents symptômes, voici une grille d'analyse qui vous permettra de déterminer si vous êtes une personne timide. Si vous répondez vrai à la majorité des affirmations proposées, il y a de fortes chances que vous souffriez de nervosité sociale.

### Tableau d'évaluation de son anxiété sociale

| | VRAI | FAUX |
|---|---|---|
| J'évite de me retrouver dans des situations qui pourraient me mettre mal à l'aise. | | |
| J'ai des palpitations cardiaques quand je dois parler en public. | | |
| J'imagine tout ce qui pourrait mal se passer quand je dois prendre la parole. | | |
| Je ne partage pas mes opinions ou mes sentiments avec les autres. | | |
| Je suis incapable de regarder les gens dans les yeux. | | |
| Je rougis quand on me parle. | | |
| J'ai peur que les autres me jugent négativement. | | |
| Je me sens nul la plupart du temps. | | |
| Je ne prends jamais part aux conversations. | | |
| J'ai peur de contredire les gens. | | |
| J'ai les mains moites quand je dois parler en public. | | |

| | VRAI | FAUX |
|---|---|---|
| Je suis mal à l'aise avec les étrangers. | | |
| Je n'aime pas qu'on me regarde, surtout quand je mange. | | |
| J'ai peur de dire quelque chose d'idiot, alors je me tais. | | |
| Quand je dois prendre la parole, je suis si nerveux que je parle trop vite. | | |
| Je deviens maladroit quand on me regarde. | | |
| Dans un travail d'équipe, je suis l'avis des autres, même quand je ne suis pas d'accord. | | |
| Parfois, j'ai envie de parler, mais je n'y arrive pas. | | |
| Je déteste rencontrer de nouvelles personnes. | | |
| J'ai du mal à prendre des initiatives. | | |
| Je répète mes phrases mentalement avant de parler. | | |



## Les différents masques de l'anxiété sociale

Se sentir mal à l'aise en public ou angoissé dans une situation particulière est assez fréquent. Peut-on dès lors toujours parler de timidité ? Qu'en est-il du trac ? Et quand parle-t-on de timidité maladive ou de phobie sociale ?

Il est important de bien distinguer ces trois notions, car leur prise en charge est différente.

- **Le trac** a un caractère éphémère et circonstanciel. Il s'agit d'un état anxieux ressenti lors d'une situation particulière, mais plus précisément quelques instants avant d'être confronté à cette situation stressante. Les symptômes et leur intensité s'amenuisent ensuite pour finalement complètement disparaître.
- **La timidité** est un état permanent, une manière d'être qui, si elle n'est pas pathologique, peut toutefois handicaper la personne qui en souffre dans ses relations avec autrui.

- **La phobie sociale** se manifeste lorsque la timidité devient patho-logique. Les comportements d'évitement, de retrait ou de repli, et les symptômes générés par les situations anxiogènes se font de plus en plus invalidants pour la personne qui en souffre. Il est alors indispensable de consulter un professionnel pour prendre en charge le problème.

## Quand la timidité devient pathologique

Elle se manifeste par une anxiété très prononcée et durable qui conduit à un évitement systématique des situations dans lesquelles le sujet serait amené à être observé et critiqué par les autres. La phobie sociale peut ainsi être considérée comme la forme pathologique de la timidité en ce sens que, si elle en présente les mêmes symptômes, leur inten-sité est différente et le comportement d'évitement est permanent.

En effet, là où le timide ressent de la nervosité et un sentiment d'in-confort physique et mental lors de certaines situations, il ne cherche pas toujours à les éviter, puisqu'il éprouve un profond désir de com-muniquer et d'interagir avec autrui. Le phobique social est, quant à lui, victime d'une véritable crise de panique qui persiste, voire augmente, jusqu'à ce que la situation anxiogène soit écartée, notamment par la fuite, et cherche systématiquement à éviter tout contact social.

> « Dans le cadre d'un stage en recherche, je devais régulièrement faire remplir des questionnaires aux étudiants à la bibliothèque. J'avais tou-jours peur de déranger ou qu'on me rejette sans ménagement. J'allais me cacher dans les escaliers, j'avais le cœur qui palpitait, ma respira-tion était saccadée et je ne parvenais pas à calmer mes tremblements. Un véritable supplice. La plupart du temps, je m'arrangeais pour qu'un autre stagiaire y aille à ma place ou j'attendais que la salle soit presque vide pour y entrer. Même si ça se passait toujours bien, je restais angois-sée à chaque fois que je devais y retourner et mon anxiété ne s'arrêtait que quand je quittais enfin la bibliothèque. » (Sabine, 25 ans)

S'il est difficile de systématiser les symptômes qui se manifestent chez les personnes timides, le *Manuel diagnostique et statistique des troubles mentaux* (DSM-V) décrit très précisément les caractéristiques des phobiques sociaux, chez qui on note :

- une appréhension marquée et persistante envers une ou plusieurs situations dans lesquelles ils pourraient se trouver exposés à des inconnus ou à des personnes qui pourraient les juger. Ils redoutent alors de manifester un comportement ou des symptômes de nervosité qui seront humiliants ou gênants pour eux ;
- une forte anxiété, voire un sentiment de panique systématique, générée par le simple fait de se retrouver en présence d'autres personnes en certaines circonstances ;
- la conscience que leur peur est excessive et irraisonnée ;
- une anxiété ou un désarroi de forte intensité lorsqu'ils évitent ou font face aux situations de stress ou de mise en avant redoutées ;
- une profonde souffrance et un quotidien fortement perturbé par les comportements mis en place pour éviter les situations anxiogènes et par les symptômes ressentis.

Il est également important de préciser que cette pathologie n'est pas liée à une autre condition médicale, ni n'est la conséquence d'une prise de substances ou d'un trouble mental. Elle peut cependant entraîner une souffrance si intense que le sujet ne semble avoir pour seul recours que l'alcool, la drogue, les tranquillisants, voire le suicide. La phobie sociale est donc une pathologie sérieuse qu'il est impératif de prendre en charge professionnellement par le biais de thérapies et, dans certains cas, de traitements médicamenteux additionnels.

# POURQUOI EST-ON TIMIDE ?

Comment expliquer ce sentiment d'anxiété, de malaise et de peur ? Pourquoi certaines personnes sont-elles affectées et d'autres complètement immunes ? La timidité est-elle innée ou acquise ? Le sujet passionne les chercheurs depuis de nombreuses années. Les études sur les origines de ce mal sont légion et ne convergent pas vers une source unique. En effet, tous s'accordent à dire que la timidité est le résultat d'une concordance de plusieurs facteurs, aussi bien génétiques que familiaux, sociétaux ou culturels, sans oublier le vécu de la personne, qui peut considérablement influencer sa manière de réagir avec autrui.

## Des prédispositions biologiques

Plusieurs études ont tenté de démontrer la prédisposition à la timidité au travers d'expériences et de recherches scientifiques. Ainsi, on aurait remarqué que des nourrissons particulièrement peureux envers les personnes étrangères avaient tendance à devenir plus tard des enfants et des adultes timides. De même, Jerome Kagan, un psychologue américain, et son équipe travaillent depuis près de 20 ans sur le tempérament des enfants, qu'ils classent en deux catégories : les inhibés, qui sont plus introvertis, timides et solitaires, et les non-inhibés, qui sont très sociables. Partant de ces résultats, d'autres spécialistes ont depuis tenté d'établir un lien entre le tempérament inhibé de l'enfant et sa prédisposition à l'anxiété sociale. Il en ressort que celle-ci est trois fois plus fréquente chez les enfants présentant une inhibition du comportement.

Mais les parents ne semblent pas complètement étrangers à cette prédisposition. En effet, les enfants dont les parents souffrent d'anxiété, de trouble panique ou de dépression sont plus enclins à développer une phobie sociale en grandissant.

## L'environnement familial

L'éducation joue également un rôle important dans la timidité d'une personne. De la même façon que le tempérament timide peut être hérité de son père ou de sa mère, il peut aussi avoir été transmis au cours du développement. Les parents représentent le premier modèle des enfants. Si l'un d'eux se montre nerveux en société, cela peut influencer inconsciemment l'enfant et le pousser à réagir de la même façon. On parle dans ce cas de timidité acquise.

Cet apprentissage de la timidité peut se faire de façon explicite. Des parents timides auront tendance à apprendre à leurs enfants à ne pas prendre la parole sans réfléchir, à se montrer réservés en présence d'étrangers, à ne pas se faire remarquer, etc. En outre, certains comportements parentaux ont tendance à favoriser le développement de l'anxiété sociale chez l'enfant, surtout si celui-ci possède déjà un tempérament timide. On en distingue plusieurs types :

- **la surprotection.** En voulant mettre à l'abri leur enfant, les parents surprotecteurs ont tendance à lui donner une vision du monde dangereuse, l'amenant à se méfier de façon excessive des autres et de ce qui l'entoure. Ce comportement peut rendre les enfants craintifs et miner leur confiance en eux, les rendant timides envers les autres ;
- **la dévalorisation.** Des enfants, qui ont subi de nombreuses critiques et ont été fréquemment dévalorisés par l'un de leurs parents ou les deux, grandiront avec une confiance et une estime de soi probablement bien plus faibles que les autres enfants et développeront plus facilement un comportement timide, car ils ne se sentiront pas aptes à prendre la place qui leur est due dans la société ;

- **l'autorité excessive.** Être trop autoritaire ou trop exigeant envers son enfant peut l'empêcher de réellement s'exprimer, voire l'empêcher de développer sa propre personnalité. Il apprendra à ne pas donner son avis et à acquiescer à tout ce qu'on lui dit afin d'éviter les conflits.

## Les expériences négatives

Les expériences négatives vécues par les individus au cours de leur vie peuvent représenter un autre aspect du caractère acquis de la timidité. Certains événements traumatisants sont ainsi intériorisés pour ensuite conditionner les comportements et la façon de réagir dans une situation similaire à celle expérimentée.

Parmi les événements négatifs les plus souvent à l'origine de la timidité ou de la phobie sociale, citons :

- les moqueries subies durant l'enfance ou l'adolescence ;
- les humiliations ;
- l'échec après une prise de parole ou un examen oral ;
- les remarques ou les critiques négatives ;
- etc.

# COMMENT NE PLUS SE LAISSER DOMINER PAR LA TIMIDITÉ ?

Si cela semble aller de soi, il est important de préciser que pour changer, il faut d'abord le vouloir. Vous ne vaincrez votre timidité que si vous en avez réellement envie et que cette démarche est une initiative personnelle dans un but qui vous est propre et qui vous appartient.

## DÉVELOPPER SA CONFIANCE ET SON ESTIME DE SOI

Les timides souffrent généralement d'un manque de confiance et d'estime en eux. Même s'ils ont une vision plutôt positive de leurs compétences et qu'ils reconnaissent leurs qualités, ils évaluent négativement leurs capacités à agir efficacement dans les situations sociales.

Si la confiance en soi est la capacité à croire en son potentiel et en ses compétences, l'estime de soi, quant à elle, correspond à « l'aptitude d'éprouver un sentiment favorable à son endroit, lequel naît de la bonne opinion que la personne a d'elle-même et de la valeur qu'elle se donne » (Fougeyrollas (Patrick), Cloutier (René), Bergeron (Hélène), Côté (Jacques) et St-Michel (Ginette), *Classification québécoise : processus de production du handicap*, Québec, Réseau international sur le processus de production du handicap, 1998, p. 82). Pour être en mesure de vaincre sa timidité, il est impératif d'avoir pleine confiance en ses capacités, afin de ne pas se dévaloriser et de développer un complexe d'infériorité qui nuirait aux interactions sociales. Il est également crucial de se construire une bonne image de soi, d'être en accord avec ses valeurs et de trouver l'équilibre entre ce que l'on désire être et ce que l'on est réellement.

Ce n'est que lorsque vous aurez pris conscience de vos qualités, de vos défauts, de vos aspirations, de vos rêves, de vos traits de caractère et de votre véritable moi que vous pourrez réellement entamer un travail de fond sur votre timidité.

## Acceptez vos erreurs et vos échecs

> « Je n'ai pas échoué. J'ai simplement trouvé 10 000 solutions qui ne fonctionnent pas. » (Thomas Edison, inventeur américain, 1847-1931)

Pour éviter que l'estime de soi ne se désagrège complètement, il faut pouvoir faire table rase du passé et accepter que l'on n'est pas parfait. Certes, vous avez en tête un idéal auquel vous aspirez, une façon d'être irréprochable et des compétences intellectuelles bien précises, mais il est important de faire la paix entre votre idéal et votre réalité.

Vous avez très certainement fait des erreurs par le passé, blessé votre entourage, trahi un proche ou menti à un ami. Vous avez probablement expérimenté l'échec à un examen, dans une relation amoureuse ou amicale, etc. Comprenez bien que vous n'êtes pas seul dans ce cas. L'imperfection est le propre de l'être humain. Vos échecs et vos erreurs ne définissent pas la personne que vous êtes. Votre manière d'y réagir et d'en tirer des leçons, par contre, oui.

On ne peut changer le passé, ce qui est fait est fait et ressasser constamment vos échecs n'aura pour effet que de vous enliser dans un état d'esprit négatif et dévalorisant. Apprenez à vous pardonner et à passer à autre chose. N'oubliez pas pour autant ces expériences passées, car elles vous aideront à définir vos faiblesses et à ne pas reproduire les mêmes schémas.

## Évitez de vous comparer aux autres

Les timides ont tendance à se comparer constamment aux autres et à évaluer leur valeur en fonction de ces derniers. En outre, la conclusion de cette évaluation sera la plupart du temps exagérément négative. Ainsi, un timide se sentira inférieur face à une personne quadrilingue, car lui-même ne parle « que » trois langues, ce qui est pourtant déjà remarquable ; ou se dira, par exemple, qu'il ne vaut rien parce qu'il a obtenu des résultats inférieurs à ceux de son meilleur ami à un examen.

> « Quand j'étais adolescente, je n'arrêtais pas de me comparer aux autres. Pour moi, mes copines de classe étaient mieux habillées, plus jolies, plus intéressantes ; elles étaient plus brillantes que moi en cours et avaient plus de succès auprès des garçons. Je ne me sentais jamais à la hauteur et j'avais le sentiment d'être transparente. Comment aurais-je pu rivaliser avec ces filles parfaites ? » (Julie, 26 ans)

Mais la comparaison est un exercice stérile, car nous sommes tous différents ! Nous n'avons pas le même vécu, le même parcours ou la même personnalité. Le quadrilingue a peut-être vécu toute son enfance à l'étranger ou dans un environnement familial polyglotte. Le meilleur ami a peut-être simplement plus de facilités dans une matière donnée, mais éprouve des difficultés dans une autre.

Au lieu de vous comparer aux autres, adoptez une démarche plus constructive : comparez-vous à vous-même. Prenez conscience de vos progrès et du chemin que vous avez parcouru.

## Apprenez à être optimiste

> « Une personne optimiste ne refuse pas de voir le côté négatif des choses ; elle refuse de s'attarder dessus. » (Alexander Lockhart, homme politique américain, 1850-1905)

Nous l'avons vu, l'un des traits caractéristiques des timides est leur propension à voir le côté négatif dans toute situation, de s'imaginer systématiquement des scénarios catastrophes et de se dévaloriser. Pourtant la vie est comme une pièce de monnaie, chaque côté négatif est complété par un positif. Plutôt que de voir le verre à moitié vide, voyez-le à moitié plein. Chaque situation comporte son lot d'obstacles et d'aspects négatifs, mais elle peut aussi se révéler bénéfique sur bien des points. À vous de vous concentrer sur ces aspects positifs. Vous avez reçu des commentaires négatifs sur votre exposé oral ? Au moins, vous savez qu'on vous a écouté attentivement.

À ce jour, il existe de nombreuses méthodes qui peuvent vous aider à aborder votre quotidien avec un état d'esprit plus positif, comme la célèbre méthode d'Émile Coué (psychologue français, 1857-1926), dont les travaux ont donné naissance à de nombreuses approches thérapeutiques telles que l'autosuggestion, la pensée positive ou encore la sophrologie. Elle part de la théorie selon laquelle un individu pourrait influencer le cours de sa vie et sa personnalité grâce à la technique de persuasion. En imaginant une situation et en se persuadant qu'elle est réelle, elle deviendra réalité. Ainsi, en partant de ce postulat, vous imaginer en train de parler en public avec aisance et assurance vous aiderait à y parvenir.

## SORTIR DE SA ZONE DE CONFORT

Une fois que vous aurez repris confiance en vos capacités et que vous vous serez réconcilié avec la personne que vous êtes réellement, il faudra prendre le problème à bras-le-corps et sortir de votre zone de confort pour faire face aux situations qui provoquent en vous un fort sentiment d'anxiété.

Gardez à l'esprit que vous n'avez qu'une seule vie. Avez-vous vraiment envie de la passer à avoir peur et à passer à côté de vos rêves par anxiété ? Surmonter ses angoisses est un processus long et difficile, mais indispensable pour appréhender son quotidien en toute sérénité.

Pour pouvoir sortir de votre zone de confort, encore faut-il être capable de la définir. Faire le point et repérer les situations qui vous posent problème peut être très utile. Par exemple, vous redoutez d'aller manger au restaurant ou de faire les magasins seul ; vous avez peur d'engager la conversation avec un étranger, de passer commande par téléphone, etc. L'important est de cibler correctement les situations ou les activités qui entraînent ce sentiment d'inconfort et de mal-être. Ensuite, réfléchissez à la raison qui provoque en vous cette sensation de malaise. Pourquoi n'ose-je pas aller manger seul ? Est-ce parce que j'ai peur que l'on me prenne en pitié ou que l'on pense que je n'ai personne qui veuille partager ma table ? Mettre des mots sur vos peurs est la première étape vers la guérison.



Mais surtout, ne vous précipitez pas ! Brûler les étapes pourrait anéantir tous vos efforts et vos progrès précédents, voire empirer votre timidité. Allez-y donc doucement et graduellement. Commencez par de petits défis que vous êtes certains de réussir et augmentez leur difficulté progressivement. Prenez le temps de gagner en confiance. Comme le dit Jean de La Fontaine (poète français, 1661-1695), « Rien ne sert de courir ; il faut partir à point. »



## Quelques activités pratiques

- **Intégrer un forum sur le Web.** Il s'agit d'une excellente première étape si le contact direct avec les gens vous fait peur. Les forums se comptent par milliers sur la Toile et sont consacrés à des sujets extrêmement variés, ce qui permet à chacun d'y trouver son compte. Rejoindre une communauté, qui partage la même passion que vous, vous aidera à entamer plus rapidement la discussion. Prenez toutefois garde à ne pas tomber dans les pièges de la socialisation en ligne. Évitez d'entrer dans des conflits stériles qui ne feraient que miner votre confiance en vous et ne dévoilez pas votre vie privée sans savoir à qui vous avez à faire. Internet doit rester une première étape dans votre cheminement ; rester derrière un écran ne vous guérira pas de votre timidité, car les relations sociales se vivent dans la vraie vie.
- **Faire du sport en équipe.** Choisissez un sport que vous affectionnez particulièrement, de préférence en équipe, et inscrivez-vous. L'avantage de cet exercice est que vous ne devez pas constamment parler avec vos coéquipiers durant l'activité, ce qui vous laisse un peu de temps pour apprivoiser votre environnement. En outre, posséder un objectif commun – la victoire – vous permettra d'établir des liens avec les autres membres de l'équipe et de développer un sentiment d'appartenance. Enfin, le sport libère

de l'endorphine, une hormone sécrétée par le cerveau qui entraîne un sentiment de bien-être physique et mental et participe donc à apaiser les symptômes de l'anxiété.

- **Parler, parler et encore parler.** Peu importe la méthode que vous choisirez, établissez un contact verbal aussi souvent que possible. Demandez votre chemin en rue, passez commande par téléphone, prenez la parole lors d'un repas entre amis, participez à une séance d'information, posez une question ou encore rendez-vous dans votre boulangerie favorite le dimanche matin. Vous verrez qu'au bout d'un moment vos craintes finiront par se dissiper et que parler deviendra une seconde nature.

> « Au bout d'un moment, on se surprend à faire la conversation comme si c'était la chose la plus normale au monde. Et ça fait bizarre de se rendre compte qu'on est capable de discuter avec des inconnus sans éprouver le moindre mal-être. » (Christelle, 29 ans)

- **Faire du théâtre.** Cette activité peut s'avérer très utile, car elle vous apprend à parler de façon audible, à articuler correctement, à bien vous positionner et même à gérer votre stress. De plus, l'improvisation peut être très utile dans votre vie de tous les jours. Après tout, converser n'est-ce pas une forme d'improvisation ?

## DEMANDER L'AIDE D'UN PROFESSIONNEL

Si malgré tous vos efforts, vous vous sentez enlisé dans cette timidité qui vous handicape au quotidien, n'hésitez pas à consulter un professionnel de la santé. En fonction du degré de votre mal-être (timidité ou phobie sociale), il vous guidera vers le type de thérapie appropriée.

## L'approche thérapeutique

L'efficacité des thérapies dans la prise en charge de pathologies psychologiques n'est plus à démontrer. Elles permettent une remise en question de l'individu et un reconditionnement en douceur. Pour le traitement de la timidité, certaines approches sont particulièrement efficaces :

- **la thérapie cognitivo-comportementale** (TCC) agit sur les pensées négatives et les comportements problématiques du sujet par le biais, entre autres, d'exercices de relaxation, de modification des pensées, de communication et d'exposition graduelle aux situations anxiogènes. Cette thérapie est caractérisée par sa durée limitée dans le temps (de quelques semaines à quelques mois) et par l'établissement d'un contrat thérapeutique entre le praticien et son patient ;
- **la sophrologie** se concentre sur le corps et vise à retrouver une harmonie entre les pensées, le corps et les comportements grâce à une prise de conscience et à des exercices ciblés de relaxation et de méditation ;
- **l'autosuggestion**, ou méthode Coué, part du principe que toute pensée devient réalité et que ce n'est pas la volonté qui pousse à agir, mais l'imagination. En se basant sur ces deux postulats, la méthode invite le sujet à s'autosuggérer des pensées positives, qui finiront ainsi par se réaliser. Par exemple, une personne timide qui se persuade, à force de répétition, qu'elle ne craint pas de parler en public diminuera considérablement son inconfort dans ce type de situation ;

« Avant, il était inconcevable pour moi de faire une présentation orale sans bafouiller, trembler, rougir et perdre le fil de ma pensée. Mais, durant mes études universitaires, les exposés oraux étaient fréquents et je ne voulais pas que ma timidité m'handicape. Alors, je me suis imaginée être une grande oratrice, un peu comme Obama, pour qui ce type d'exercice était d'une simplicité enfantine. Petit à petit, je me suis créé un personnage, qui n'apparaissait que lors de ces présentations orales, et je me suis sentie bien plus à l'aise, car ce n'était plus la Carine timide qui récitait son discours, mais la Carine oratrice sûre d'elle. » (Carine, 35 ans)

- **les thérapies de groupe** peuvent également être bénéfiques, même si elles tendent à impressionner les grands timides, car ils se voient immédiatement confrontés à leur angoisse du regard de l'autre. Toutefois, ce type d'approche a ses avantages puisqu'elle permet au sujet de sortir de son isolement, de voir qu'il n'est pas le seul à souffrir de ce mal et de prendre du recul par rapport à ses réactions négatives en les observant chez les autres membres du groupe.



## L'approche médicamenteuse

Il arrive que les thérapies seules ne suffisent pas à résoudre le problème. Dans le cas de la phobie sociale, par exemple, la prise de médicaments est parfois conseillée, mais celle-ci doit toujours accompagner le traitement psychologique et non le supplanter. En effet, si les médicaments soulagent les symptômes physiques et psychiques, ils ne s'attaquent pas aux causes profondes du malaise.

Trois familles médicamenteuses sont régulièrement utilisées dans le traitement de l'anxiété en général et de la phobie sociale en particulier, chacune avec des applications et des effets différents :

- **les bêtabloquants** agissent comme un bouclier. Ils empêchent les symptômes physiques de se manifester en bloquant les récepteurs bêta responsables de la production de l'adrénaline, l'hormone du stress. Puisqu'ils agissent sur les effets physiologiques de l'anxiété (palpitations cardiaques, tremblements, nausées, bouche sèche, etc.), ces médicaments sont fréquemment utilisés par les artistes pour combattre le trac ressenti avant une prestation ;
- **les antidépresseurs**, et principalement les ISRS – pour inhibiteurs de la recapture de sérotonine –, calment les symptômes aussi bien physiques que cognitifs et comportementaux en agissant sur le neurotransmetteur responsable de l'humeur, la sérotonine ;
- **les anxiolytiques**, aussi connus sous l'appellation « tranquillisants », traitent l'anxiété généralisée. Ils sont toutefois à éviter dans le traitement de la phobie sociale, car leur efficacité est très limitée dans le temps et ils entraînent, pour la plupart, une rapide dépendance.

# DERNIERS CONSEILS

## COMMENT CONSERVER CETTE ASSURANCE RETROUVÉE ?

- Ne vous découragez pas. Nous possédons tous en nous la capacité d'être sociable et de parler aux gens. Si ce n'est pas évident pour vous pour l'instant, ça le deviendra assurément par la suite.
- Continuez à repérer les situations qui sont sources d'anxiété et apprivoisez-les.
- Relativisez. La timidité n'est pas une maladie et peut même avoir certains avantages en société.
- Repérez les situations problématiques et prenez vos dispositions pour y faire face.
- Continuez d'affronter le regard et le jugement des autres.
- Ne vous comparez pas aux autres, mais focalisez-vous plutôt sur les progrès que vous avez réalisés.
- Prenez la parole dès que vous en avez l'occasion, que ce soit en petit groupe ou lors d'une réunion.
- Travaillez votre confiance et votre estime de vous au quotidien.
- Soyez positif. Les pensées négatives entraînent d'autres pensées négatives et vous enlisent dans un état d'esprit peu propice à l'échange et à la confiance en soi.
- Restez conscient de vos atouts et de vos faiblesses à tout moment. Si nécessaire, dressez régulièrement une liste de vos qualités et de vos défauts, et demandez à votre entourage de la compléter.
- Gardez à l'esprit que vous n'êtes pas seul, une personne sur deux se déclare timide.

# FAQ

## JE SUIS TIMIDE DEPUIS L'ENFANCE. DOIS-JE ME FAIRE UNE RAISON ET APPRENDRE À VIVRE AVEC ?

La timidité n'est pas une fatalité. S'il est certes difficile de s'en débarrasser complètement, il est tout à fait possible d'apprendre à l'apprivoiser afin qu'elle ne vous paralyse plus au quotidien.

Essayez avant tout de comprendre les origines du mal. Pourquoi êtes-vous timide ? Est-ce la conséquence d'une humiliation subie durant l'enfance, d'une éducation trop stricte ou avez-vous toujours été timide, et ce, sans raison apparente ? Si votre timidité découle d'un traumatisme qui a détruit votre confiance et votre estime de vous tel un château de cartes, il est impératif de commencer par reconstruire cet édifice pour retrouver une image positive et objective de vous-même.

Ensuite, il vous faudra emprunter un long chemin, dont les bénéfices dépasseront les difficultés. Changez votre point de vue, confrontez-vous à vos peurs en relevant de petits défis et persévérez. Pour ce faire, sautez le pas et inscrivez-vous à des activités qui vous obligeront à interagir avec d'autres personnes ou à prendre la parole. Toutefois, si vous avez le sentiment que le mal est plus profond et que vous n'y remédierez pas tout seul, n'hésitez pas à consulter un professionnel qui pourra vous conseiller.

## LE THÉÂTRE EST SOUVENT PRÉCONISÉ POUR COMBATTRE LA TIMIDITÉ. EST-CE EFFICACE ?

Il est vrai qu'il s'agit d'une activité sociale très souvent conseillée aux personnes souffrant de timidité, car elle leur permet de travailler sur certains symptômes caractéristiques de l'anxiété sociale. On y travaille entre autres la diction, très utile pour les individus qui bafouillent dès qu'ils doivent s'exprimer en public ; mais aussi la posture, le regard de l'autre, l'expression des émotions et l'ancrage du corps. Pour une personne timide qui a tendance à se replier sur elle-même, à se cacher dans les coins sombres d'une pièce et à minauder par peur du jugement, le théâtre peut se révéler libérateur et s'avérer extrêmement bénéfique, car il lui apprendra à maîtriser son corps et à affronter le regard d'un public.

Toutefois, rien ne vous oblige à vous mettre dans une situation désagréable ou anxiogène du jour au lendemain. Vous pouvez tout à fait commencer par vous renseigner sur les cours de théâtre proposés dans votre quartier et aller y jeter un œil. Assistez à un cours, en tant que spectateur, et décidez ensuite si l'aventure vous tente.

## LES TIMIDES SONT-ILS TOUS DES INTROVERTIS ?

Non, pas forcément. L'introversion est souvent confondue avec la timidité alors qu'elle ne désigne pas la même chose. L'introversion est une tendance à préférer les activités solitaires et à se replier sur soi. En d'autres mots, les personnes introverties ne recherchent pas spécialement la compagnie des autres parce qu'elles n'en ont pas besoin. Ce qui les différencie des timides c'est que, contrairement à eux, ils ne souffrent pas de leur solitude, mais ils la recherchent. Pour finir, être introverti n'empêche pas d'être sociable.

## LA TIMIDITÉ PEUT-ELLE ÊTRE UN ATOUT DANS LA VIE PROFESSIONNELLE ?

Tout à fait. Elle est considérée par certains employeurs comme une preuve de fiabilité. Par ailleurs, les timides sont perçus comme des personnes posées, qui réfléchissent avant d'agir et qui sont donc moins susceptibles de créer des problèmes d'ordre relationnel. Enfin, la timidité développerait l'empathie, la capacité d'écoute, le respect de l'autre, mais aussi des capacités d'introspection et d'observation plus élevées et une conscience professionnelle de haut niveau.

## J'ÉVITE TOUTE ACTIVITÉ SOCIALE, CAR RENCONTRER DE NOUVELLES PERSONNES ET PARLER EN PUBLIC ME TERRIFIENT. SUIS-JE SIMPLEMENT TIMIDE OU EST-CE PLUS PROFOND ?

La timidité se caractérise par un inconfort aussi bien physique que mental lors de certaines situations sociales bien particulières. Toutefois, s'il s'agit d'un état permanent et relativement handicapant pour la personne qui en souffre, le timide veut réellement nouer des contacts avec les gens qui l'entourent et souffrent de ne pas en être capable.

Dans le cas où vous évitez systématiquement tous les événements sociaux qui vous sont proposés afin de ne pas avoir à affronter une situation anxiogène qui pourrait provoquer une crise d'angoisse, le problème est peut-être plus profond. Si vous ressentez un véritable état de panique qui ne vous quitte jamais, que vous mettez continuellement en place des stratégies d'évitement et que votre quotidien se trouve complètement bouleversé par vos comportements, vous souffrez peut-être de phobie sociale. Il est alors conseillé de consulter un spécialiste qui pourra diagnostiquer la pathologie et vous diriger vers les traitements appropriés.

*Votre avis nous Intéresse !*

*Laissez un commentaire sur le site de votre libraire en ligne
et partagez vos coups de cœur sur les réseaux sociaux !*

# POUR ALLER PLUS LOIN

## SOURCES BIBLIOGRAPHIQUES


* ANDRÉ (Christophe), « Gros plan sur la timidité », in *Cerveau & Psycho*, n° 10, Paris, Pour la science, 2012.
* ANDRÉ (Christophe), La timidité, Paris, PUF, coll. « Que sais-je ? », 1997.
* ANDRÉ (Christophe) et LÉGERON (Patrick), *La peur des autres. Trac, timidité et phobie sociale*, Paris, Odile Jacob, 1995.
* ASSOCIATION AMÉRICAINE DE PSYCHIATRIE, *DSM-IV-TR : Manuel diagnostique et statistique des troubles mentaux*, Paris, Masson, 2004.
* ASSOCIATION AMÉRICAINE DE PSYCHIATRIE, *Manuel diagnostique et statistique des troubles mentaux*, 5$^e$ édition, Washington, Issy-les-Moulineaux, Elsevier Masson, 2015.
* BUTLER (Gillian), *Réussir à surmonter la timidité et la peur des autres*, Paris, InterÉditions, 2007.
* CHARLES, « Les 13 étapes ultimes pour avoir confiance en soi : le guide », in *Vie Explosive*, consulté le 2 novembre 2015. http://www.vie-explosive.fr/confiance-en-soi
* « Comment avoir confiance en soi ? », in *Profiter du monde*, consulté le 2 novembre 2015. http://profiterdumonde.com/comment-avoir-confiance-en-soi/
* FOUGEYROLLAS (Patrick), CLOUTIER (René), BERGERON (Hélène), CÔTÉ (Jacques) et ST-MICHEL (Ginette), *Classification québécoise : processus de production du handicap*, Québec, Réseau international sur le processus de production du handicap, 1998.
* *Grand dictionnaire de la psychologie*, Paris, Larousse, 2007.
* LA FONTAINE (Jean de), « Le Lièvre et la Tortue », in *Fables choisies mises en vers par M. de La Fontaine, revues, corrigées et argumentées*, Livre VI, n° 10, Charpentier, 1709.

- PETOT (Djaouida), *L'évaluation clinique en psychopathologie de l'enfant*, 3e édition, Paris, Dunod, 2014.
- SASSONIA (Claire), « Elles ont vaincu leur timidité, elles racontent », in *Le Journal des Femmes*, consulté le 2 novembre 2015.
  http://sante.journaldesfemmes.com/psychologie/0610-timidite/temoignages.shtml
- SAHUC (Caroline), *Comprendre son enfant 0 à 10 ans*, Paris, Studyrama, 2010.
- « Timidité.info », consulté le 2 novembre 2015.
  http://timidite.info/

## SOURCES COMPLÉMENTAIRES

- ASSOCIATION FRANÇAISE DE THÉRAPIE COMPORTEMENTALE ET COGNITIVE, « Carte des membres », in *Aftcc*, consulté le 2 novembre 2015.
  http://www.aftcc.org/carte_membres
- ASSOCIATION POUR L'ÉTUDE, LA MODIFICATION ET LA THÉRAPIE DU COMPORTEMENT, « Annuaire », in *Aemtc.ulg*, consulté le 2 novembre 2015.
  http://www.aemtc.ulg.ac.be/accueil/therapeutes-tcc/annuaire.html
- FANGET (Frédéric), *Oser : thérapie de la confiance en soi*, Paris, Odile Jacob, 2003.
- MACQUERON (Gérard) et ROY (Stéphane), *La timidité. Comment la surmonter ?*, Paris, Odile Jacob, 2004.
- PERVIN (Lawrence-A.) et JOHN (Oliver-P.), *La personnalité. De la théorie à la recherche*, Bruxelles, De Boeck, 2004.

© 50MINUTES.fr, 2016. Tous droits réservés. Pas de reproduction sans autorisation préalable.
50MINUTES.fr est une marque déposée.
www.50minutes.fr

Éditeur responsable : Lemaitre Publishing
Avenue de la Couronne 382 | B-1050 Bruxelles
info@lemaitre-editions.com

ISBN ebook : 978-2-8062-6751-1
ISBN papier : 978-2-8062-6752-8
Dépôt légal : D/2016/12603/8
Photo de couverture : © Photographee.eu – Fotolia.com